AF295707

24014

LA

PESTE DE BARCELONNE,

POÈME.

A PARIS, IMPRIMERIE DE CORDIER.

LA
PESTE DE BARCELONNE,

OU LE

DÉVOUEMENT DES MÉDECINS FRANÇAIS

ET

DES SŒURS DE SAINTE-CAMILLE ;

POÈME ;

Par M. L. HALEVY,

AUTEUR DE LA NOUVELLE TRADUCTION EN VERS DES ODES D'HORACE.

> Dieu envoya son souffle, et ils
> furent guéris.
>
> *(Psaumes de David.)*

Ce poëme a été envoyé à l'Académie Française.

PARIS,

CHEZ HUBERT, LIBRAIRE,

PALAIS-ROYAL, GALERIE DE BOIS, N.º 222.

1822.

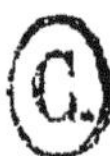

PRÉFACE.

En rendant public ce poème, que l'académie française n'a pas mentionné, je cède au desir de quelques amis trop zélés peut-être.

On suppose d'ordinaire à celui qui d'un premier jugement en appelle à un autre tribunal, une intention hostile contre ses premiers juges. Je proteste contre toute supposition de cette nature. L'Institut a des titres à ma reconnaissance (1) autant qu'à mon respect, et je voudrais mériter la bienveillance dont plusieurs membres de ce corps daignent m'honorer.

Le respect que je porte à l'académie ne m'empêchera cependant pas de lui soumettre, avec une franchise qu'elle me par-

---

(1) En 1819, mon frère, actuellement élève de l'école de Rome, a obtenu de l'académie des beaux-arts le grand prix de composition musicale.

donnera, une observation au sujet du mode de présentation des pièces au concours. D'après les réglemens, le nom d'aucun concurrent ne doit être connu ; les pièces portent simplement une devise et un numéro. Cette mesure paraît d'abord une garantie de plus pour l'impartialité des jugemens. Toutefois, pour des motifs dont le développement me forcerait d'entrer dans de trop grands détails, je regarderais comme plus juste, comme plus utile à tous les concurrens, que les noms fussent connus.

S'il en eût été ainsi, peut-être l'académie aurait-elle jugé avec plus d'indulgence et d'intérêt celui qui, en quelque sorte, devança son vœu, et le premier essaya de rendre hommage au plus sublime dévouement (1).

____

(1) Le 22 novembre 1821, je lus à la séance d'ouverture des cours de l'athénée royal, une *Épître aux méde-*

Sans cette circonstance, je ne serais probablement pas entré dans la lice, et je n'aurais pas interrompu, pendant quelque temps, le travail important que j'ai entrepris (1), avec plus de zèle sans doute que de talent, mais dans lequel les encouragemens du public et la bienveillance de mes juges ont constamment soutenu ma jeunesse (2).

Ayant le premier célébré nos médecins, j'ai cru de mon devoir de répondre à l'appel de l'académie. C'est aussi ce motif qui m'engage à rendre public ce nouveau tribut de mon admiration.

______

cins français qui obtint des applaudissemens, et dont la plupart des journaux, tant périodiques que quotidiens, parlèrent avec avantage. Ce ne fut que quelque temps après que ce sujet fut mis au concours.

(1) La traduction en vers français des odes d'Horace, dont j'ai déjà publié trois livres. Les livres I et V, qui compléteront l'ouvrage, paraîtront : le livre V dans trois semaines, et le livre I, le 1.er décembre.

(2) M. Raynouard, secrétaire perpétuel de l'académie

(8)

Si le jugement du public ratifie celui
de MM. les membres de l'académie française, je me souviendrai de cet ancien
Grec, qui s'écria, en recevant une nouvelle qu'on accueille rarement avec une
pareille philosophie : «*Je me réjouis qu'il
y ait dans mon pays trois cents hommes
meilleurs que moi!* »

---

française, a consacré un article favorable à ma traduction
dans le *Journal des Savans*, du mois de juin. Un de nos
premiers littérateurs en a rendu, dans *le Miroir*, un
compte avantageux; et MM. les rédacteurs du *Courrier
des Spectacles*, qui se sont empressés de parler de chaque
livraison nouvelle, n'ont pas moins de droits à ma vive
reconnaissance.

Paris, 8 septembre 1822.

LA
PESTE DE BARCELONNE,

OU LE

DÉVOUEMENT DES MÉDECINS FRANÇAIS

ET

DES SŒURS DE SAINTE-CAMILLE.

Sur le penchant des monts déjà s'étendait l'ombre ;
Non loin de Barcelonne, au fond d'un bosquet sombre,
Un Espagnol pensif, l'œil humide de pleurs,
Venait sur un tombeau répandre quelques fleurs.
Un enfant (sur son front qu'embellit le jeune âge,
Treize printemps à peine ont marqué leur passage);
Un enfant l'accompagne : « Eh quoi ! quand ce beau jour,
« O mon père, dit-il, me rend à votre amour ;
« Quand je revois les lieux témoins de ma naissance,
« Pourquoi par des soupirs accueillir ma présence ?
« Pourquoi guider mes pas sous ce triste berceau ? »
« —Viens, viens d'un bienfaiteur contempler le tombeau.
Heureux enfant ! paisible aux rives étrangères,
Tu n'as point partagé l'horreur de nos misères !
Quand le deuil et l'effroi régnaient dans ces beaux lieux,
L'image du bonheur partout frappait tes yeux ;
Et quand mourait ta mère au sein de la souffrance,
Tu souriais peut-être aux jeux de ton enfance ! »

Ainsi dit l'Espagnol ; il retient ses sanglots,
Sur la tombe s'incline , et reprend en ces mots :
  « Cinq ans déjà passés (de cette horrible histoire
Faut-il donc, ô mon fils, rappeler la mémoire ?)
Un navire étranger, dans nos paisibles murs ,
D'un mal contagieux porta les feux impurs.
Hélas ! l'affreux péril qui plane sur nos têtes
N'a pas interrompu nos plaisirs ni nos fêtes !
Dans cet aveuglement qui nous a pu plonger ?...
Ce n'est qu'en expirant qu'on veut croire au danger.
On le connaît enfin ; le fléau redoutable
Soudain nous apparaît terrible , inévitable !
O vous qui voulez fuir, voyez-vous ces soldats ?
Ils ont dans nos remparts enfermé le trépas.
Vains efforts ! il s'élance , il brise ses barrières ;
Il dévaste les champs et des cités entières ;
Tortose a succombé ; son peuple est au tombeau ;
On voit fuir éperdu l'habitant du hameau ;
Il erre au fond des bois ; tout est sourd à sa plainte ;
Des villes, dans sa fuite, aborde-t-il l'enceinte?
Contre lui les soldats, gardiens de la cité,
Tournent un bras cruel qu'arme l'humanité.
Peindrai-je le fléau dépeuplant nos murailles ;
Les mourans sans secours, les morts sans funérailles,
Étendus sur le seuil , ou dès l'instant fatal
Confusément jetés sur le char sépulcral ;
Des malheureux, errans dans nos places publiques,
Qui, poussant jusqu'au ciel leurs plaintes frénétiques,
Pâles, et respirant l'air impur des tombeaux,
D'un corps déjà dissous promènent les lambeaux ;

L'un qui, se ranimant lorsqu'il sent fuir sa vie,
Veut l'arrêter, s'indigne, et lutte avec furie;
D'autres qui, fatigués de l'excès de leurs maux,
Attendent sans combats la tombe et le repos?
Au sein de ces horreurs, peindrai-je la disette;
Dans les parvis sacrés la prière muette?
Quand Barcelonne expire, et n'est plus qu'un cercueil,
Quand sur la terre au loin s'est étendu le deuil,
Dirai-je un ciel serein dont la douce lumière
A tant d'infortunés rend la mort plus amère;
Les cœurs vaincus, brisés sous le poids du malheur,
Incapables d'amour, et fermés à l'honneur;
Les secours mesurés à l'espoir du salaire;
L'enfant, épouvanté de l'aspect de son père,
Le fuyant, refusant quand il lui tend les bras,
Des soins à ses tourmens...., des pleurs à son trépas?
Mon fils, à la terreur pardonne ce délire!
On s'abhorre, on se fuit.... Dans l'air que l'on respire,
Dans la main qui vous presse, au sein des alimens,
La mort!... partout la mort! et partout les tourmens!
   « Cependant le temps fuit; le mal qui nous ravage
Porte en tous lieux le deuil sans assouvir sa rage.
Grand Dieu! serions-nous tous au tombeau destinés?
Tes sévères décrets nous ont-ils condamnés?
Qui peut te protéger, malheureuse patrie?...
Nous voilà seuls! mourans! livrés à la furie
D'un ennemi terrible, implacable, indompté,
D'un fléau qui dévore, et du ciel irrité!...
Non, le ciel est clément; sa bonté nous pardonne;
Quitte ton lit de mort! lève-toi, Barcelonne!

Tes sauveurs sont venus ! Vois-tu ces étrangers
Accourir sur nos bords, et chercher nos dangers ?
Au salut des mortels leur vie est consacrée ;
Ils secourent, mon fils, notre ville éplorée.
Touché de nos tourmens, leur roi les a choisis
Pour périr avec nous, ou sauver nos débris.
Entr'eux et nous déjà la misère est commune,
Et leur courage est grand comme notre infortune.
Je vois l'étonnement se peindre sur tes traits ;
Cesse d'être surpris !... ils étaient tous Français.
Chez ce peuple, mon fils, commença ta carrière ;
Je confiai ta vie aux soins d'un second père.....
Tu connais les Français, leur gloire, leurs vertus :
Je les connais aussi !.... Je les ai combattus.
Un chef ambitieux les poussa sur nos rives ;
Son bras de fer pesait sur nos cités captives....
Du sein de mes foyers j'accours sous nos drapeaux ;
Mais dans nos ennemis j'admire des héros !...
Vous que jamais en vain n'invoqua la souffrance,
Par de plus beaux exploits vous illustrez la France.
Qui n'envîrait, mon fils, un si glorieux sort ?
Leur vie est un combat qui fatigue la mort.
Opposant leur secours sur des plages lointaines,
Aux rigueurs des climats comme aux fureurs humaines,
Ils savent adoucir, par leurs soins bienfaiteurs,
Le ciel et ses fléaux, la guerre et ses horreurs...
Je les vis de leurs dons soulager la misère,
Et verser sur nos maux un baume salutaire.
On eût dit qu'en sortant de nos cœurs abattus,
Leur âme était l'asile où fuyaient les vertus.

Entourés de périls, pour nous étaient leurs craintes ;
Atteints du mal cruel, pour nous étaient leurs plaintes.
Bénis, mon fils, bénis un si beau dévoûment !...
Ils entouraient ta mère à son dernier moment.....
Il me semble la voir, de douleur palpitante,
Faible, le front baigné d'une sueur brûlante !
Oui, voilà de ses traits la funeste pâleur,
Et de ses yeux errans la sanglante rougeur !
O Dieu ! que les tourmens ont flétri son visage !
Elle s'agite et pleure !... Elle a vu ton image ;
Elle appelle son fils !... se lève !... le trépas
L'environne.... Elle tombe, en te tendant les bras.
Je succombais moi-même, et ma main défaillante
Soutint le corps glacé d'une épouse expirante.....
Un horrible délire agite tous mes sens.
Dans mes veines le feu circule en noirs torrens ;
Mon sang brûle, s'élance ; il bouillonne, il m'inonde ;
Gonfle mes yeux éteints, couvre mon corps immonde ;
Plein d'horreur (j'en conserve un confus souvenir),
J'errais comme un fantôme, et je voulais mourir !...
Mes membres consumés se roulaient sur la terre ;
Je cherchais la fraîcheur, et j'embrâsais la pierre.
L'humanité, pour moi prodigue de secours,
Soulageait ma souffrance, et défendait mes jours :
Je sors d'un rêve affreux ; je m'éveille et soupire ;
Je vois un étranger me plaindre, me sourire :
« Console-toi, dit-il. Me voici ! tu vivras. »
Moi, sous mon toit désert je m'élance à grands pas ;
Tout est muet !... J'appelle..... O silence funeste !
J'ai tout perdu !... Quoi ! tout ?... Non, le Français me reste.

Il soutient mon courage ; il calme mon effroi.....
Je crus te voir, mon fils , et je vécus pour toi.

« Ah ! qui n'a ressenti leur appui tutélaire ?
Celui dont ils n'ont pu prolonger la carrière,
Se ranime un instant à son dernier soupir,
Et retrouve en mourant la voix pour les bénir.

« Faut-il donc qu'aux accens de la reconnaissance
Se mêlent nos regrets et les pleurs de la France ?
Hélas ! pourquoi faut-il qu'un seul perde le jour,
Et ne partage point les fêtes du retour ?
Un seul, mon fils, un seul !.... Nos pieds foulent sa cendre.
Ah ! si jeune au tombeau devait-il donc descendre ?
Plein d'espoir, il accourt ; il vient nous secourir,
Veut nous rendre à la vie , et ne peut que mourir !
Devait-il expier son sublime courage ?
Il commençait à vivre : au printemps de son âge ,
Il était vieux des jours qu'il avait su sauver ;
Et les siens , notre amour n'a pu les conserver !
Sous les coups du fléau , dans nos bras il succombe...
Ici Mazet repose : honneur à cette tombe !
Prosterne-toi , mon fils. Partage mes douleurs ;
La cendre des héros n'a jamais trop de pleurs.

« Je le vis expirer : vers son heure dernière,
Il nomma son pays ; il demanda sa mère :
Sur ceux qui l'entouraient portant soudain les yeux :
« Oui , c'en est fait ! dit-il ; je reconnais ces lieux !...
« Ah ! je devais en croire un sinistre présage :
« De la France à jamais j'ai quitté le rivage.
« J'espérais plus long-temps partager vos travaux,
« Chers compagnons ! plaignez ma jeunesse et mes maux.

« Oui, pour moi vos regrets, vos sanglots ont des charmes;
« Mais à mon lit de mort il manque bien des larmes!...
« De mes amis absens, vers le ciel chaque jour
« S'élève la prière... Ils rêvent mon retour!
« Détrompez-les : courez aux rives de l'Isère;
« Dites-leur : « Il n'est plus! » J'achève ma carrière.
« Mes vœux sont exaucés : j'expire avec honneur...
« Ma mère, à mon pays je lègue ta douleur! »
Il dit; il songe encore aux lieux de sa naissance,
Et d'un faible regard semble chercher la France.
Son œil s'enivre encor de la clarté des cieux;
Sa bouche au sol natal murmure des adieux;
Il prie, et meurt.... Il meurt; mais peut-être il espère
Qu'il ne dormira point sur la rive étrangère,
Et qu'aux bords fortunés qui virent son berceau,
Doit s'élever un jour son modeste tombeau.
Que dis-je? Qu'il repose au sein de l'Ibérie!
Où l'on meurt en héros, l'on trouve une patrie.

    « Bientôt chacun connut le sort de l'étranger,
Et Barcelonne entière oublia son danger....
Qui nous consolera de cette perte immense?
Qui sut la réparer? Ce fut encor la France.
Elle envoie à nos murs de pieux défenseurs,
Et de nouvelles mains viennent sécher nos pleurs...
Au milieu du péril vois-tu ces vierges saintes?
Leur vie est au Seigneur, et leur vie est sans craintes;
Libre des vains soucis et des desirs mortels,
Elle coule paisible à l'ombre des autels.
Elles ont consacré leurs jours à l'innocence,
Leur âme au Tout-Puissant, leur corps à la souffrance.

Qui peut de tant de force environner leur cœur ?
Du trépas à leurs yeux qui sut voiler l'horreur ?
Dieu, qui répond toujours à la voix qui l'appelle ;
Dieu, qui couvrit leur front de sa main paternelle.
Compagnes du Seigneur, pourquoi fuir ses parvis ?
Au repos des autels quel soin vous a ravis ?
Qui troubla de vos jours la retraite profonde ?
Ah ! c'est par les douleurs que vous tenez au monde !
Votre cœur reste sourd à la voix des plaisirs ;
Mais il entend la plainte et répond aux soupirs.
Tous les infortunés, voilà votre famille !.......
Dans leurs regards touchans un feu céleste brille ;
Les cœurs, à leur aspect, sont déjà consolés...
Ecartons ces bandeaux dont leurs fronts sont voilés !
Mon fils, pourquoi des pleurs mouillent-ils leur paupière ?
Nos maux les font souffrir, car tout homme est leur frère.
Les vois-tu s'élancer entre nous et la mort ;
Au-devant du péril courir avec transport ?
Seule la charité les guide, les inspire,
Et leur montre de loin la palme du martyre.
Les vois-tu prodiguer à l'enfant, au vieillard,
Les soins de la tendresse et les secours de l'art ?
Dans ce vaste sépulcre où le trépas moissonne,
D'où la pitié s'enfuit, que le deuil environne,
Les vois-tu ranimer et la force et l'espoir,
Rendre l'homme à la vie, et les cœurs au devoir ?
Que leur regard est doux ! que leur langage est tendre !
Le mourant se réveille ; il cherche à les entendre.
Il a vu cette main qui lui montre le ciel,
Et promet aux vertus un bonheur éternel.

Vous croiriez qu'il renaît à son heure dernière.
Le malheureux, dont l'œil se ferme à la lumière,
Qui s'éteint dans leurs bras, qui reçoit leur adieu,
Peut-il en les voyant méconnaître son Dieu?
L'orphelin se console, il retrouve une mère ;
L'homme trouve une amie ; et leur doux ministère,
S'il ne peut de nos jours rallumer le flambeau,
Sait aplanir du moins le chemin du tombeau.

« Le ciel devait un prix à ces vertus sublimes ;
L'on vit décroître enfin le nombre des victimes.
Le fléau destructeur, lassé de nos tourmens,
Cède, et tombe abattu sur nos débris sanglans ;
Son courroux est dompté ; ses coups se ralentissent ;
Et ceux qu'il épargna se comptent, et frémissent.
Nos bienfaiteurs quittant nos remparts désolés,
Courent se rendre aux vœux qui les ont rappelés.
Ils partent, notre amour triomphe de l'absence,
Et nos cœurs avec eux ont volé vers la France.

« Enfant, la mort n'est rien, quand de ses défenseurs
La patrie en danger arme les bras vengeurs ;
Quand sa voix suppliante aux périls nous appelle,
Pour la sauver, pour vaincre ou tomber avec elle.
J'ai vécu sous la tente, et le fer des combats
Mille fois sur mon sein balança le trépas ;
Mille fois j'affrontai le bronze des batailles ;
De nos plus fiers guerriers j'ai vu les funérailles ;
A l'horrible lueur de l'airain mugissant,
En flots précipités j'ai vu couler mon sang ;
J'ai vu dans ces vallons (1) des milliers de nos frères,

(1) Bataille de Barcelonne (Guerre d'Espagne).

Immobiles, mourir autour de nos bannières.
Avides du trépas, dans ces cruels instans,
Nous pressions nos drapeaux sur nos cœurs palpitans.
Le tumulte, les cris; l'ivresse de la gloire;
L'horreur d'être vaincu qui mène à la victoire;
Le choc étincelant des bataillons poudreux;
Le cliquetis du fer; le clairon belliqueux;
Cet appareil brillant qui rend la mort pompeuse;
Et du bronze enflammé la voix majestueuse;
Tout porte dans nos sens le feu du désespoir;
Et tout crie au soldat : « Mourir est ton devoir. »
Mais d'un fléau cruel mépriser la furie;
S'arracher avec joie au ciel de la patrie,
Pour affronter, au sein de la contagion,
Une mort sans prestige et sans illusion,
Un ennemi caché, dont l'atteinte soudaine
Nous frappe, et lentement au tombeau nous entraîne,
Fait survivre à la vie, insulte à nos efforts,
Et d'un souffle brûlant flétrit l'âme et le corps;
Quand chacun voudrait fuir une ville expirante,
S'enfermer dans ses murs qu'habite l'épouvante;
Opposer au fléau son courage et ses jours,
Au désespoir le calme, aux douleurs des secours,
A la crainte impuissante une active constance;
Jusqu'au sein des tombeaux ramener l'espérance;
Et quand l'effroi, des cœurs bannissant la pitié,
A fait taire le sang, et même l'amitié,
Au frère délaissé rendre les soins d'un frère;
Fermer l'œil de l'enfant qu'abandonne une mère;

Par de nobles combats lutter contre le sort ;
Prolonger l'existence ou consoler la mort ;
Étudier la plainte, observer l'agonie ;
Appeler le trépas au secours de la vie ;
Toucher d'une main ferme un corps défiguré,
Par la mort qui s'avance à moitié dévoré ;
Voir plier sous le mal la nature oppressée,
Et dans le désespoir s'agiter la pensée ;
Sur ces scènes de deuil, sur cet affreux tableau,
De l'art consolateur promener le flambeau ;
Quand tout gémit ou dort, quand règne le silence,
Le front serein, veiller seul avec la Science ;
Et du soleil tardif attendant le retour,
Interroger, la nuit, les désastres du jour !
C'est d'un corps périssable illustrer la poussière ;
C'est vivre pour les cieux ; c'est prouver à la terre
Qu'au milieu des combats comme aux jours de repos,
Aux cités comme aux camps, la France a ses héros. »

Il dit : déjà la nuit s'étendait sur la terre.
Silencieux, l'enfant suit les pas de son père ;
Il gémit ; l'Espagnol, touché de sa douleur,
Le contemple, et soudain le pressant sur son cœur :

« Mon fils, ton âme pure a senti nos alarmes.
« Tu seras vertueux, j'en atteste tes larmes.
« Tu bénis comme moi ces généreux Français,
« Et ces nobles lauriers conquis par des bienfaits.
« A ces pieux travaux rends un pieux hommage...
« L'homme, ennemi du meurtre, indigné du carnage,
« Oublie un conquérant, ou l'immortalité
« Fait expier sa gloire à son nom détesté,...

« Des bienfaiteurs de l'homme on chérit la mémoire ;
« Qui sait les honorer participe à leur gloire...
« Grâce à Dieu, ces conseils sont déjà superflus.
« Les temps sont arrivés où l'amour des vertus
« Doit embrâser les cœurs d'une flamme nouvelle,
« Unir des nations la famille éternelle,
« Et des peuples entr'eux resserrer les liens...
« Les grands hommes, mon fils, sont tous concitoyens.

FIN.

9 782019 269401